AF456122

LA MÉDECINE

ET

LES MÉDECINS

PAR

Le docteur Jules MICHEL-FRANQUÉLY

Prix : 40 Centimes.

PARIS

CHEZ LES PRINCIPAUX LIBRAIRES

1860

LA MÉDECINE

ET

LES MÉDECINS

PAR

Le Dr Jules MICHEL-FRANQUÉLY

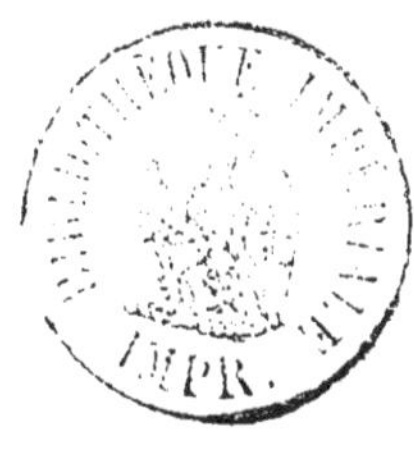

CHAPITRE Ier.

M. COCASSON.

Je m'étonnais un jour devant un habitant d'une commune de 2,000 âmes, que son pays n'eût pas de médecin.

— Il y en a eu plusieurs, me dit-il, qui ont tenté de s'y établir, mais ils n'y ont pas fait leurs affaires.

— Vous êtes pourtant à deux lieues de la ville?

— Oui, Monsieur, et il nous en coûte dix francs par visite, tandis que les médecins qui n'ont pu rester, ne prenaient qu'un franc.

— Vous pensez donc qu'en payant dix fois plus, vous avez dix fois plus de chances de guérison.

— Non pas moi, Monsieur, mais les autres sont de cet avis.

— Pourquoi donc les autres ne pensent ils pas comme vous?

— Dam, c'est qu'ils sont tous entichés de leur M. Cocasson.

— Quel homme est-ce donc?

— Ah! un homme qui ne parle jamais avant d'avoir toussé trois fois; disant toujours le cas très grave, et se félicitant d'être arrivé à temps, car, selon lui, un quart-d'heure plus tard tout espoir était perdu; il n'applique jamais un vésicatoire, sans ajouter, c'est pour la vie ou pour la mort : s'il prend le malade est sauvé. Si on lui demande : mettrai-je du son dans le remède? — Ah gardez-vous en bien! s'écrie-t-il, vous y mettrez de la graine de lin. — Je lui ai fait de la tisane de fleur de bourrache. — Jetez-moi ça bien vite, et faites une infusion de fleurs de violettes.

— Mais ce Cocasson serait donc....

— Allez, Monsieur, ils ne sont pas tous sur la foire.

— Est-il heureux au moins?

— Oh! oui, il amasse joliment d'écus.

— Ce n'est pas ce que je vous demande, a-t-il la chance de réchapper beacoup de malades?

— Vous pensez bien, Monsieur, que les morts ne se plaignent jamais.

— Mais leurs parents?

— Oh! ceux-là disent : M. Cocasson y a passé, il n'y a pas de regrets à avoir ; il nous a bien dit, ce cher Monsieur, que le pauvre défunt avait trois maladies; oh! s'il n'en avait eu qu'une, bien certainement il aurait guéri.

Ce que cet homme de bon sens m'avait dit sur M. Cocasson, piqua vivement ma curiosité, et j'entrai dans quelques maisons pour en apprendre davantage.

Une bonne femme me dit :

— Vous voyez mon petit garçon, il a eu dix-huit fois le croup; M. Cocasson me l'a toujours guéri.

— Dix-huit fois! m'écriai-je, c'est déjà bien joli de le guérir une fois.

Une autre me dit : M. Cocasson connaît le tempérament de tous ses malades; il nous assure que sans cela il ne pourrait pas nous guérir. Son beau-père, qui nous soignait avant lui, lui a laissé par écrit des renseignements qu'il consulte toujours.

— Comme lui les laissera à son fils ou à son gendre, afin que la clientelle ne sorte jamais de sa famille.

Le dernier médecin que vous avez eu ne connaissait donc pas votre tempérament?

— Mais non, Monsieur, puisqu'il ne nous avait pas soignés depuis notre enfance.

— Bah! ce n'est pas la mer à boire que de connaître le tempérament; il s'y serait mis, et vous aurait, je crois, épargné beaucoup d'argent.

— Oh! pour l'argent ce n'aurait pas été un mal; il nous en coute, quand nous sommes malades, les yeux de la tête, si bien que nous avons beau payer, nous ne pouvons jamais nous acquitter entièrement avec M. Cocasson. Il vient nous voir tous les jours ; ça nous fait plaisir de voir l'intérêt qu'il nous porte. Je sais bien que c'est dix francs chaque fois, mais on n'ose pas toujours lui dire : Ne pourriez-vous venir un peu moins souvent; on lui doit de l'argent, et puis, ce cher Monsieur est si bon pour nous, il nous fait crédit si longtemps, tandis que l'autre nous envoyait son mémoire au bout de six mois.

Mais le mémoire était dix fois moins fort; je pense aussi qu'il n'allait pas voir ses malades tous les jours.

— C'est justement ce qui nous déplaisait : il venait deux ou trois jours de suite, et nous annonçait qu'il ne reviendrait pas, le malade n'ayant plus besoin de lui.

— Eh bien! s'il pouvait en effet se guérir en prenant du bouillon au lieu de médecines.

— Et qui peut le savoir; quand il avait dit, qu'il ne viendrait plus on allait chercher M. Cocasson.

— Qui, lui, venait tous les jours, n'est-ce pas? faisait supprimer le bouillon et recommencer les médecines; et il vous disait que le malade serait mort si vous n'étiez pas allé le chercher.

— On vous l'a donc dit?

— Il ne faut pas être sorcier pour le deviner.

CHAPITRE II.

OU JE ME HEURTE A LA ROUTINE.

Je fus attristé de voir qu'après les franchises de 89, cette pauvre commune était resté un fief médical dans la famille des Cocasson. Le dimanche suivant, avec la permission de M. le Maire, je réunis les habitants à la maison commune, et leur tins à peu près ce langage :

« Vous savez, Messieurs, que la santé est le premier des biens ; je ne saurais trop vous engager à la conserver, parce qu'il en coûte à être malade, et qu'on n'est jamais assuré de la guérison. Cependant, on ne peut toujours éviter la maladie ; il faut la prévoir, et une commune importante comme la votre, devrait être pourvue d'un médecin. J'entends plusieurs personnes me dire : Nous avons M. Cocasson. Je vous en félicite Messieurs, c'est un praticien consommé ; un homme qui, je le sais, vous soigne d'après toutes les règles de l'art, et qui n'échoue que quand il y a trois maladies à la fois ; mais cela arrive souvent qu'il y ait trois maladies à la fois, et dans ce cas là, mes chers amis, il est triste de s'en aller au cimetière.

Croyez-vous que le bon Dieu, qui a répandu la maladie dans tous les pays, n'ait créé qu'un Cocasson? il n'est pas si avare que cela ; il en a répandu bien d'autres, dans ce beau pays de France. Si vous en voulez un dans votre commune, je vous aiderai à le trouver. Il vous sera utile : vous pouvez être malades subitement, et la nuit ; il n'y a rien de tel qu'un médecin dans le pays même : Je suis heureux d'entendre que vous disiez tous : oui, oui ; votre santé s'en trouvera bien et votre bourse aussi. »

Ici, je fus interrompu par un grognement sourd ; M. le maire me dit qu'il émanait de la sage-femme, qui se livrait à une petite médecine illégale, et que, pour ce, elle avait de tout temps cabalé contre les médecins de la localité.

« Messieurs, vous venez d'accueillir ma proposition d'avoir un médecin ; c'est toujours bon, dites-vous, pour les cas pressants. Mais si votre intention était de ne l'employer que lorsque vous ne pourriez faire autrement, je vous avertis que vous n'en trouveriez pas. Je vais vous faire une proposition :

« Vous avez six cents ménages dans votre commune, sans compter les indigents ; si chacun s'imposait de cinquante centimes par mois, cela ferait trois cents francs, ou trois mille six cents francs par an, somme très suffisante pour avoir un médecin ; vous dépensez trois fois cette somme, c'est donc sept mille francs qui rentreraient tous les ans dans votre poche. Et le chemin d'ici à la ville ? combien de fois le faites-vous ? le médecin arriverait aussitôt que la maladie ; il n'aurait aucun intérêt à vous voir malades ; et vous pourriez être les meilleurs amis du monde. »

Je mis sur le bureau une liste de souscriptions ; dix personnes vinrent la signer, les autres ne bougèrent pas. L'un me dit :

— Si je ne suis pas malade, je ne veux pas payer six francs, pour ceux qui le seront.

— Ainsi, de peur de faire un peu de bien à vos semblables, vous vous faites du mal à vous-même ; car bien certainement vous n'en serez pas quitte à six francs par an, en payant dix francs la visite.

Un autre objecta que son vétérinaire traitait à l'année ses chevaux et ses vaches, et qu'il ne voulait pas être traité comme ses bêtes.

— Ah bah ! vous n'aurez jamais que deux pieds, et vos bêtes en auront toujours quatre.

Voici une autre réponse :

— Je ne veux pas m'engager avec un médecin. Quand je suis malade j'en appelle un ; si je ne vais pas mieux le lendemain j'en appelle un autre ; si celui-là ne se dépêche pas, j'en appelle un troisième, jusqu'à ce que j'en trouve un qui me guérisse.

— Ou qui vous tue. Lorsqu'un médecin saura que vous en avez déjà remercié trois, qui n'allaient pas assez vite, il est à craindre qu'il ne vous mène au cimetière par la grande vitesse.

Plusieurs me dirent qu'ils voulaient voir le futur médecin à l'œuvre, pour juger de sa science.

— Que sont les maladies selon vous ?

— Quand nous sommes malades c'est que le sang nous travaille. Oui, dirent les autres, c'est bien ça, moi d'abord le sang me travaille toujours.

— Ainsi, si le médecin que je vous propose donne toujours tort au sang et vous saigne souvent, vous lui donnerez votre confiance. Ah malheureux ! que ne la donnez-vous aussi au choléra et à la peste. N'aimeriez-vous pas mieux dire à un médecin : Je vous donne ma confiance, parce que votre air et vos manières me conviennent ; quant à votre science, j'aime mieux m'en rapporter à ces Messieurs de la faculté de médecine, qui ont de belles robes rouges avec de l'hermine, tout comme des juges, et un beau galon d'or sur leur bonnet.

Ce que nous pouvons savoir, nous, c'est ceux qui meurent et ceux qui vivent ; traitez-nous comme vous l'entendrez, mais si vous voulez que nous restions amis, tâchez qu'il n'y ait pas trop d'enterrements.

— Précisément, M. Cocasson a sauvé la vie à tant de monde !

— Croyez-vous donc que tout le monde meure dans les communes où M. Cocasson n'est pas appelé ?

— Non, mais il doit en mourir davantage.

— En êtes-vous bien sûrs ?

— Mais.......

— Eh bien ! moi, je suis sûr du contraire ; j'ai compté les actes de décès dans votre commune et dans d'autres depuis dix ans, et j'ai la preuve que M. Cocasson en a plus enterré que ses confrères.

Je ne veux pas abuser, mes chers amis, de votre stupéfaction, réfléchissez à ce que je vous ai dit ; remontez aux preuves, et s'il vous plaît de continuer à payer dix francs ce que vous pouvez avoir pour un, nous n'en serons pas moins bons amis pour cela. Mais au moins, ne vous plaignez plus que la médecine est chère, quand ce sont vos préjugés qui la font renchérir.

CHAPITRE III.

—

LES FRÈRES JEANNOT.

Vers 1811, la famille Jeannot vivait heureuse sur une petite terre qu'elle cultivait de ses mains. Les deux garçons, dont l'un avait vingt ans, et l'aîné vingt-deux, avaient reçu l'instruction primaire au village, et aidaient depuis plusieurs années le père Jeannot dans ses travaux agricoles. Seul, Pierre Jeannot, le fils aîné, n'était pas content de son sort, et répétait toujours : A quoi m'a servi d'apprendre à lire, écrire et calculer, puisque j'en suis réduit à cultiver la terre, comme mes camarades qui ne savent ni A ni B.

Son frère Paul lui répondait : — Mais cela nous sert, mon frère, à savoir écrire une lettre sans nous adresser au maître d'école ; à lire nous-mêmes celles que nous recevons ; à savoir au juste ce qui nous est dû, quand nous vendons notre blé ou notre foin, et à rendre les mêmes services à nos voisins qui n'ont pu aller à l'école.

— La belle avance ! Tant que je serai Pierre Jeannot, cultivateur, personne au village ne voudra croire que je suis un savant.

— Ceci, mon frère, est de la vanité, d'autant plus déplacée que l'on n'est pas un savant parce qu'on connaît les quatre règles.

— Dis tout ce que tu voudras, Paul, il n'y en a pas un dans le village qui en sache autant que nous.

— Dans le village, c'est possible; mais dans les villes il y a, dit-on, des savants qui calculent la distance de la terre au soleil; quand nous n'avons pas su dernièrement mesurer le pré que nous avons acheté; tu vois bien que l'arpenteur est un plus grand savant que nous.

Pierre ne fut pas convaincu, et continua à se dire le plus malheureux des hommes. Quelques jours après, une loi parut au *Moniteur* qui, attendu le manque de médecins, instituait des officiers de santé. Pierre rentra rayonnant à la maison, et annonça à son père qu'il désirait devenir médecin.

Le père Jeannot en resta les bras pendants et la bouche toute grande ouverte; c'est encore Paul qui prit la parole :

Pierre, tu n'y penses pas; pour devenir médecin il faut avoir été au lycée, y avoir appris le latin, peut-être bien le grec, la rhétorique, la philosophie, la physique, la chimie, que sais-je, enfin ?

— Mais il y a médecin et médecin, comme il y a fagot et fagot ; on peut le devenir aujourd'hui sans apprendre tout cela ; il suffit qu'un docteur atteste que j'ai fait des études sous sa direction, et que je donne deux cents francs, pour être admis à subir un petit examen ; lis plutôt le *Moniteur*.

— C'est vrai, dit Paul ; le certificat et les deux cents francs ça ira tout seul ; mais ce petit examen, il faut encore savoir y répondre.

— Sans doute ; j'ai encore quelques mois d'ici aux examens, et puis les employer à étudier à l'hopital de la ville : d'ailleurs, puisqu'on a besoin de médecins, les examinateurs ne seront pas sévères.

— Eh bien ! fais comme il te plaira, dit le père Jeannot ; mais si tu te fais médecin, je veux que ton frère le soit aussi ; il ne faut pas que tu sois un savant et que ton frère reste un âne.

— Mais je n'y tiens pas, moi, répondit Paul.

Le père Jeannot ne voulut pas en démordre, et quelques jours après les deux frères partirent pour le chef-lieu de préfecture du département, où il se mirent à l'étude avec zèle. Mais Paul soupirait souvent, et disait à son frère : Que les études sont pénibles pour celui qui n'y est pas habitué dès l'enfance !

— Bah ! répondait Pierre, l'essentiel est d'apprendre ; plus tard nous finirons par comprendre.

Paul soupirait de nouveau : — Je ne serai jamais capable de répondre à l'examen.

— Tu doutes toujours, toi.

— Et ce n'est pas sans raison. Hier au soir, nous étions au café près de deux jeunes gens très-instruits ; j'écoutais pour tâcher de profiter de leur conversation, je n'ai pas pu en comprendre un mot. Croirais-tu que l'un disait à l'autre : X égale A, plus O, multiplié par D. Je m'attendais que l'autre allait lui rire au nez ; pas du tout, il sort un crayon de sa poche, fait beaucoup de lettres sur un papier, et répond : Le calcul est très-juste. Je me suis consolé cependant : C'est peut-être de l'algèbre et je ne puis savoir ce que je n'ai pas appris. Si du moins je comprenais facilement les questions de médecine.

Les craintes de Paul n'étaient pas fondées. Quelques mois après, lui et son frère obtenaient le diplôme d'officier de santé. Le père Jeannot serra ses deux fils dans ses bras, disant qu'il n'aurait jamais cru avoir deux enfants aussi savants.

— Vous voyez mon père, que j'avais bien raison, dit Pierre.

— De bien petits savants répondait Paul.

Les deux frères s'établirent dans deux communes voisines, et ne tardèrent pas à y jouir de la confiance publique; ce dont Paul s'étonnait beaucoup; Pierre, au contraire, ne montra aucune surprise d'une confiance à laquelle il se croyait toutes sortes de droits. Du reste, Paul était si bon enfant, qu'il devait plaire à beaucoup de gens, et Pierre parlait avec tant d'aplomb sur toutes choses, qu'il avait l'air de ne rien ignorer.

Paul, cependant, se trouvait quelquefois embarrassé dans sa pratique, et ne manquait jamais de faire appeler son frère pour l'aider de ses conseils. Il lui dit un jour : voici un malade que j'ai saigné, purgé, et à qui j'ai administré un clystère ; je suis étonné qu'il ne guérisse pas, l'ayant traité comme il est dit dans les livres de médecine.

— La science n'a certainement pas tort, lui dit Pierre; tu le resaigneras, le repurgeras, et le reclystériseras; ainsi faisant il guérira.

— Mais, frère, puisque ce traitement a déjà échoué, ne serais-tu pas d'avis de laisser un peu respirer ce pauvre malade ?

— Ce serait bien la peine d'avoir étudié comme nous l'avons fait, pour nous croiser les bras devant la nature ! fais comme je te dis, et recommence si cela ne suffit pas. Il y a des maladies si obstinées, qu'on n'en viendrait jamais à bout, si on n'était pas plus entêté qu'elles. Adieu Paul, je reviendrai demain.

Le lendemain, Paul fut au-devant de son frère, et lui dit : il est inutile que tu viennes voir mon malade.

— Comment ! il s'est permis....

— Non, il s'est permis de mourir.

— Tu ne l'as donc pas resaigné, repurgé et reclystérisé ?

— Au contraire ; sans cela il serait peut-être encore en vie. Malheureusement ce n'est pas le premier que nous perdons ainsi ; à l'avenir je les soignerai à mon idée. Il y a une science que tu n'as pas, c'est celle de douter, non-seulement de ta science à toi, qui, comme la mienne, est bien peu de chose, mais encore de celle des vrais savants, qui n'est pas toujours infaillible.

Pierre souffrit beaucoup dans son amour-propre de ce que son frère lui dit, mais il ne se rendit pas à ses raisons,

Paul dès ce moment devint très-prudent avec ses malades. Si je ne les guéris pas, dit-il, il ne sera pas dit que je les tue. Ceux-ci ne se trouvèrent pas trop mal de cette médecine expectante.

Pierre au contraire, eut à déplorer beaucoup de décès ; il s'en consolait en se disant : ils sont morts après tout, selon les règles ; et comme il apprenait tous les jours quelque nouveau mot de médecine, qui l'aidait à disserter sur les causes, la nature, et le traitement des maladies, il sut conserver jusqu'à la fin de ses jours, tous ceux de ses clients, qui ne l'avaient pas devancé dans un monde meilleur.

CHAPITRE IV.

EFFETS DE LA CONCURRENCE. UNE SOLUTION.

Etudions les effets de la concurrence entre médecins de campagne : le médecin A. va voir des malades dans le pays du médecin B.

et celui-ci en va voir dans le pays du médecin A. Résultat : beaucoup de kilomètres parcourus par A. et par B. ce qui convient plus à des postillons qu'à des médecins; perte de temps; par conséquent déperdition de forces médicales.

Si A. fait autant de visites chez B., que B. en fait chez A., ils bénéficient l'un et l'autre du prix du parcours; dans cette hypothèse il y a profit pour les deux médecins, aux dépens des malades, qui n'ont pas voulu du médecin de leur circonscription.

Mais si A. fait des visites chez B., et que ce dernier n'en fasse pas chez l'autre, A. s'enrichit aux dépens de B., qui commence à le voir d'un mauvais œil.

Il se peut que A., qui prend les clients de l'autre, ait plus de savoir que lui, mais il se peut aussi qu'il en ait moins, avec plus de savoir-faire.

En quoi peut consister le savoir-faire de A. ? C'est un abîme où je ne veux pas descendre.

Mais, si B. a des enfants à nourrir, voyant dans A. le seul obstacle qui l'en empêche, car la profession est bonne, il le traitera d'assassin ; il ne serait même pas impossible qu'ils échangeassent des coups de canne.

A. et B. deviennent les esclaves des clients, de peur qu'ils n'aillent de l'un chez l'autre; la médecine se déconsidère dans le public, et la confraternité n'est qu'un vain mot.

Eh bien, je dis à B. : tâchons de faire consentir A. à une délimitation de territoire; vous serez médecin chez vous, et lui chez lui; cependant comme le public a des préférences qu'il faut respecter autant qu'on le peut, vous continuerez à aller l'un sur l'autre; mais A. ne viendra pas ici sans vous indemniser de la visite que vous n'aurez pas faite, et vous en ferez autant pour lui; vous y gagnerez, A. n'y perdra rien, et vous pourrez devenir les meilleurs amis du monde.

Si B. refusait cet arrangement, il justifierait les plaisanteries que A. se permet sur sa capacité.

A. doit bondir à cette proposition : vous voulez que je ne prenne plus les clients de B. ! mais c'est le plus clair de mon revenu. C. vient beaucoup chez moi, il ne me resterait donc plus rien? — Ah! C. vient donc ici? Cette complication rend l'arrangement plus facile, en vous offrant une compensation; d'abord je ne vous propose pas de ne plus aller dans le pays de B., mais de n'y aller que moyennant une indemnité pour lui : le prix de sa visite.

— Il me faudra donc augmenter ma visite du prix de la sienne ?

— Sans doute.

— Mais ses clients ne voudront plus de moi ?

— Bah ! s'ils ont confiance ils ne calculeront pas; et puis c'est là précisément où il faudrait en arriver : que vous ayez les malades de votre pays, et lui ceux du sien. Notez que vous y gagneriez d'économiser l'achat et l'entretien d'un cheval.

— A condition que C. restât chez lui ?

— Bien entendu, chacun chez soi; et que quelques-uns fassent un petit sacrifice dans l'intérêt de tous.

Cette solution laisse au client la liberté de son choix, moyennant un petit supplément de dépense; ou l'on accepte le médecin de sa circonscription, ou on le rétribue indirectement. Voyons si cette rétribution est juste. Quand un médecin habite une localité, qu'on ait confiance en lui, ou non, il vient un jour où ceux qui ne l'ont jamais demandé, sont obligés d'aller frapper à sa porte, quelquefois en pleine nuit, et de le supplier de ne pas leur refuser ses soins ; c'est un accident subit qui ne laisse pas le temps de courir ailleurs. Ce médecin aurait bien des motifs de refuser ; si le malade ne guérit pas il s'expose à des récriminations de la part de gens dont il ne possède pas la confiance ; ce malade qu'il va voir cette nuit, on le lui retirera demain car demain on aura le temps d'aller chez son concurrent ; et pourtant ce médecin ne peut refuser ses soins sans manquer d'humanité. Il n'y a donc rien d'exorbitant dans cette indemnité à un médecin dont on peut un jour ou l'autre avoir un impérieux besoin.

Il est bien entendu d'ailleurs, que si ce médecin n'avait pas la confiance de la majorité de la commune, il serait convenable qu'il changeât de résidence.

La concurrence n'est pas seulement nuisible à la majorité des médecins, elle est encore désastreuse pour le malade.

— Monsieur un tel m'a ordonné telle chose.

— Ce n'est pas ce qu'il vous faut, répond le confrère, quand précisement c'était ce qu'il fallait.

Mais aussi dire : mon confrère a eu raison ;

ce serait lui renvoyer le client, et cette prescription qui était utile, court le risque d'être déconsidérée dans le public. La concurrence est donc créatrice de préjugés médicaux,

— A propos, confrère, que pensez-vous des tisanes ?

— De l'eau chaude.

— Sans doute ; mais les bonnes femmes se croiraient perdues si elles n'en buvaient pas ; prescrivons-en deux litres par jour.

Dans ce cas, la science est faite par les bonnes femmes, et appliquée par les médecins.

Que, si j'avais trop présumé du corps médical, ce qu'à Dieu ne plaise, s'il ne pouvait parvenir à accomplir cette réforme urgente, il resterait un moyen héroïque : l'intervention de l'état. Le médecin deviendrait fonctionnaire public, rétribué par les communes ; et s'il y perdait quelque chose, il y gagnerait au moins une existence assurée et de ne plus avoir à débattre avec ses clients, ces questions d'argent qui nuisent aux bonnes relations, et amoindrissent les caractères.

CHAPITRE V.

L'ASSOCIATION GÉNÉRALE DE PRÉVOYANCE ET DE SECOURS MUTUELS DES MÉDECINS DE FRANCE.

J'applaudis à la pensée généreuse qui a pris l'initiative de cette association, et à ce qu'il y a d'humain dans cette distribution de secours mutuels. Les médecins vieux ou infirmes pourront en profiter, ainsi que leurs veuves et leurs enfants; cette société tend aussi à moraliser la profession, et à établir de bons rapports confraternels entre chacun de ses membres. Mais puisque la société de secours mutuels est en même temps société de prévoyance, je ne lui apprendrai rien en lui disant que de bons rapports de confraternité ne sont pas nécessairement liés à ses statuts, et que, plus un médecin sera mis par la concurrence de ses confrères, dans la nécessité de réclamer des secours, plus il aura contre eux de rancune confraternelle.

L'association aspire pourtant à la fraternité, et comme celle-ci ne résulte, ni des secours donnés, ni des secours reçus, je prie les quinze cents membres associés de me dire comment ils espèrent la réaliser.

Si, comme je le crois, il n'y a d'autre solution possible que celle que je propose, je les prie de la prendre en considération, et d'en assurer le triomphe.

La concurrence fait des concurrents beaucoup plus que des confrères ; tant qu'elle subsistera il n'y a à attendre que des haines ou des rivalités, qui n'auront pas toujours une circonstance atténuante dans l'urbanité des formes.

Avec la concurrence, la confraternité est une utopie ; sans elle, elle est une vérité.

Sans la concurrence, tous les médecins valides vivront du produit de leur clientelle, et peu de secours seront demandés à l'association.

Mais la concurrence n'est-elle pas l'arche sainte ; la sauvegarde de tous les intérêts ; un stimulant à l'esprit et à l'activité de l'homme ; et pour tout résumer en un mot, une immortelle conquête de notre glorieuse révolution ?

L'ancien régime était le monopole, est-il étonnant que la liberté ait été un bienfait relatif; mais s'en suit-il par exemple, que la liberté pour le capital le plus fort, d'écraser le capital le plus faible, ne soit pas un fait sauvage, qui aurait besoin d'être soumis à certaines règles, comme il en existe contre l'homme le plus fort, qui voudrait se faire justice à coups de poings ?

Laissons donc les déclamations pour ce qu'elles valent, et pour limiter le sujet à la question qui nous occupe, concluons, que la solution qui fera vivre le corps médical tout entier, paraît préférable à celle qui enrichit quelques membres au détriment de tous les autres.

Mais que parlais-je de libre concurrence, quand nous n'existons que par le monopole. La concurrence, mais ce serait la porte ouverte à la nuée des empiriques. Votre privilége, on l'a déjà dit, est un vieux reste de l'ancien régime ; votre esprit et votre activité manquent de stimulants, les campagnes produisent des simples d'une grande vertu ; des paysans non moins simples en connaissent tous les usages ; votre privilége les empêche d'en faire jouir l'humanité ; à bas le monopole, vive la liberté.

CHAPITRE VI.

UNE VICTIME DE LA VÉRITÉ.

J'ai connu un médecin de campagne qui

n'a jamais réussi à se faire une clientèle, ayant la déplorable habitude de ne dire que la vérité.

Quand on lui demandait un onguent pour une coupure, il répondait : à quoi bon ? la nature fait la cicatrisation. A celui qui voulait faire murir un abcès il répondait : il n'y a pas d'onguents pour cela ; le pus saura bien se faire jour, à moins que vous ne préferiez une incision.

Une dame dans les douleurs de l'enfantement lui demandait de l'aider : Je vous assure, madame, que mon aide vous serait tout-à-fait inutile ; vous vous en acquittez à merveille. Depuis lors, cette dame eut recours à la sage-femme, qui disait-elle, lui facilitait beaucoup cette opération.

— Oui, comme une cinquième roue aide un carrosse, répondait le docteur.

Comment, lui disait-on, après une chute vous n'ordonnez pas la tisane de myrthe ?

— Non.

— Cependant c'est l'usage.

— Vous voilà comme un maitre d'écriture qui se mêlait d'enseigner l'arithmétique. Pourquoi, lui disait-on, faut-il retenir quelque chose ? — Parce que c'est l'usage, disait-il imperturbablement. Si votre chute n'a intéressé aucun organe important, et c'est le cas, vous guérirez bien sans le myrthe qui ne vous empêcherait pas de mourir dans le cas contraire.

Si on lui demandait : pourquoi l'opium fait-il dormir? Pourquoi le quinquina coupe-t-il la fièvre intermittente ? il répondait qu'il n'en savait rien. Il eût passé pour un habile homme en l'expliquant par la vertu dormitive, et les propriétés anti-périodiques,

Un jour, par extraordinaire, on l'était venu chercher de fort loin.

— Vous auriez mieux fait de vous adresser au médecin de votre pays.

— Nous vous croyons meilleur médecin.

— Qu'en savez-vous ? Supposez d'ailleurs que j'aie le double de science que mon confrère, croyez-vous que je fasse le double de guérisons ? Certainement non : nous avons un collaborateur bien habile dans les forces organiques, et ces forces restent les mêmes, quel que soit le médecin qui traite.

— Mais, Monsieur, n'y aurait-il avec vous qu'un pour cent de plus de guérisons, il ne faudrait pas négliger cette chance de salut.

— Vous allez chercher cette chance trop

loin pour qu'elle arrive toujours en temps utile.

On lui racontait des guérisons homéopathiques.

— C'est bien possible.

— Vous croyez donc à cette médecine-là ?

— Pas le moins du monde ; mais je crois que la quarantième dilution représente zéro médicament, et qu'on peut se guérir sans rien prendre.

— En disant de ces choses-là vous feriez douter de la médecine.

— On a trop peur de la mort pour cela ; non-seulement le public a cru, croit, et croira à la médecine, mais encore à tous les systèmes, quelque extravagants qu'on les puisse imaginer.

— Vous ferez douter de vous au moins.

— Oh ! c'est fort possible.

— Pourquoi n'êtes vous pas plus affirmatif ?

— Vous voulez que je fasse rire Molière.

— J'espère que vous n'allez pas si loin que le docteur Magendie, qui appelait la médecine « la grande idole de la crédulité humaine. »

— Je crois beaucoup à la crédulité humaine. Je vous ai dit en outre, que la nature est un grand médecin; mais il ne s'ensuit pas que le quinquina ne coupe pas la fièvre intermittente, ou que la nature puisse, sans la ligature, triompher de l'hémorragie d'un gros vaisseau. Seulement je crois fermement qu'on pourrait, sans danger pour la santé publique, jeter à la rue les dix-neuf vingtièmes des bocaux qui sont dans les pharmacies, ou faire comme le célèbre docteur Hufeland, qui portait toute sa médecine dans la pomme de sa canne. Je crois que la médcine n'est pas une science constituée; elle cherche encore son principe; mais telle qu'elle est, elle peut être utile, à la condition pour le médecin, de se recueillir dans le doute méthodique de Descartes, ce commencement de toute sagesse. Il est bon, quoique la médecine ne soit pas une science, que le médecin ait un esprit philosophique, en vue surtout de cette science à créer, si la nature ne s'en est pas réservé le monopole; et, alors même que la question serait insoluble, ne resterait-il pas les grands problèmes d'hygiène publique, depuis la salubrité des rues ou des professions, jusqu'au perfectionnement des races humaines.

Mais il s'agit bien de faire progresser la science? la vie du médecin se dépense à lutter contre la concurrence qui cherche à l'envahir. La science n'a rien à faire dans cette lutte, où la suprême habileté est de flatter les préjugés du client, de ce client, qui donne si volontiers sa confiance aux empiriques ; qui :

> Facit a gogo vivere
> Force gens omni genere.

Il ne donne pas des honoraires à un médecin, pour se guérir principalement par ses propres forces ; il veut être guéri, c'est-à-dire, saigné, et drogué à outrance. Ah ! quand pourrons-nous donner à l'étude le temps que la concurrence nous fait perdre, et en être récompensés par des notions plus saines, et plus de charme dans nos relations confraternelles.

31

LE MÉDECIN DE CAMPAGNE.

A UN AMI.

Te voilà donc docteur et docte, cher confrère,
Il ne te reste plus que des clients à faire ;
Puisque tu sens en toi de champêtres penchants,
Le sort en est jeté, tu viendras vivre aux champs.

A cet âge où chacun est épris d'un beau rêve,
Où le poète écoute un concert sur la grève,
Où le penseur s'applique à son problème ardu,
Vers qui son esprit jeune est constamment tendu,
Où l'on choisit un but que l'on idéalise,
(L'un crée un Panthéon, l'autre élève une église),
Où l'être jeune enfin a l'idéalité
Qui de son front charmant anime la beauté ;
Peut-être un concurrent sans jeunesse dans l'âme,
Rival à l'œil vitreux qui glacerait la flamme,
Aura pour idéal d'aller par les chemins
Pour trois livres dix sous soulager les humains.
Tu laisseras, mon cher, cet homme de boutique,
Sans réciprocité, raccrocher *ta pratique*,
Et seras dépouillé, comme on l'est dans un bois,
Par un sot qui mettra ta finance aux abois.
On peut bien rencontrer quelquefois dans la ville
La concurrence aussi, basse, rapace et vile,
D'accord ; mais là, du moins, un jeune homme d'esprit
Trouve à la flageller dans un mordant écrit,
Tandis qu'ailleurs on peut, sans trouver d'auditoire,
Vingt fois sur le papier vider son écritoire.
D'ailleurs tu seras seul, l'autre a bien mérité,
Vulgaire comme il est, de la vulgarité.
Et ne crois pas, mon cher, que ce soit le seul rustre

Qui veuille soutenir ce concurrent illustre :
Les bourgeois, diras-tu ?... Des bourgeois de canton,
Il en est pleins d'esprit, de cœur et de bon ton ;
Mais entre nous, ami, leur espèce est si rare,
Qu'il les faudrait tailler en marbre de Carrare.
L'un précède en bêlant le reste du troupeau,
Fier d'avoir un peu plus de laine sur la peau,
Passant, au demeurant, tous dans la même ornière,
Lui qui marche devant, eux qui suivent derrière ;
L'autre aime à se parer de pompons, d'oripeaux,
Il aspire aux emplois les plus municipaux,
Et vain du moindre honneur, plus qu'on ne saurait dire
Il prend des airs de paon qui font mourir de rire.
Quand même il n'aurait pas ces ignobles penchants,
Instincts qui, bas et vils, font les actes méchants,
Le besoin de jouer un rôle dans le monde
Le fait choir délateur dans une bourbe immonde,
Où la muse, de peur de souiller sa blancheur,
L'abandonne et le livre à la pitié, sa sœur.

Tantôt dans le chemin que le torrent ravine,
Sur une lande nue où sur l'âpre colline,
Cet homme et ce cheval haletant, résigné,
Qui marchent dans la nuit vers un but désigné,
Nous paraissent en vers un spectre des ballades,
Mais en prose un docteur qui va voir les malades,
Qu'on trouvera demain peut-être renversé
Dans un étroit chemin de branches hérissé,
Car on ne peigne pas notre nature agreste ;
Nous avons des bourbiers où le cavalier reste,
Et des fumiers infects aux portes des maisons,
Réalistes outrés dans leurs exhalaisons.

Tu saurais bien braver l'immense plaine blanche
Sans chemins, nivelée en un jour d'avalanche,
L'hiver, avec les nuits qu'il amène si tôt,

Et l'ouragan qui tord les pans de ton manteau,
S'il te restait, du moins, au cœur la joie austère
De faire un peu de bien en passant sur la terre.
Mais voyant que chacun ici tond de ses mains,
Sans le faire bêler, le troupeau des humains,
Que le vrai n'a pas cours au pays où nous sommes,
Qu'on a droit, en trompant, à l'estime des hommes,
Tu te réveillerais un matin bien surpris
De te voir égoïste à force de mépris.
Puis, notre art qui nous fait blanchir dans les études,
Laisse-t-il à l'esprit beaucoup de certitudes,
Et ne nous fait-il pas souvent les spectateurs
De l'être et de la mort, ces deux rudes lutteurs?
Le modeste savant qui doute du remède,
Qui compte sur la crise et qui lui vient en aide,
Fait, en agissant peu, bien plus de guérisons
Que celui qui s'obstine à donner ses poisons.
Mais si tu veux qu'ici ton client te bénisse,
Bien ou mal, il le faut, que ta science agisse,
Et ne devrait-il pas recouvrer la santé,
Qu'on l'enterre du moins bien médicamenté.
Broussais ne rêva pas des formules trop vaines:
Si tu sais bien saigner les gens aux quatre veines,
Tu passeras ici pour un savant retors,
Attendu que chez nous le sang a tous les torts;
Puis, en te dandinant dans des poses superbes,
Fais infuser dans l'eau cinq ou six sortes d'herbes;
Enfin, comme un piston dont l'usage est connu,
Sur les causes du mal parle à jet continu.
Mais ne t'avise pas d'imiter les grands maîtres
Si ton client n'est pas à seize kilomètres;
Le prestige s'accroît du chemin qu'on a fait,
Donc, si tu viens de loin, compte sur ton effet,
Et retiens qu'en ceci comme dans tout le reste,
On fuit la vérité, le vieux préjugé reste.

S'adressant moins à Dieu qu'à plusieurs petits saints,
Ils aiment à changer souvent leurs médecins;
Quatre réussiront, ce n'est pas un mystère,
Quand un seul ne le peut, à les planter en terre,
D'autant que chacun d'eux prescrit isolément,
Et que le mort a pris le tout exactement.

Il est temps d'arrêter mes écarts satiriques.
Je ne te parle pas de tous leurs empiriques
Qui savent amener les niais à leurs fins.
Tu ne les croirais pas, à les voir, aussi fins.
Quand on a sous ses pieds la terre des miracles,
L'âne de Balaam peut rendre des oracles.
Enchanteurs et devins vont assez à leurs goûts,
Et leur crédulité brave tous les dégoûts.
J'ai honte, cette fois, jusqu'aux coupeurs de têtes
A qui l'on croit encor d'infaillibles recettes;
Comme s'il leur fallait dans le métier qu'ils font,
Pour faire deux morceaux un esprit bien profond.

Oh! j'aime comme toi les herbes non fauchées,
Les branches sur le bord des grands ravins penchées,
Le réveil du matin, chanson aux mille voix,
Les ceintures de fleurs aux lisières des bois.
Mais, toi, tu dis: Ici je n'aurai plus de haine,
La nature vit là, si calme et si sereine;
Elle allume l'idée, étoile de nos fronts,
Comme elle met des feux aux firmaments profonds,
Et comme le regard se teint d'azur céleste,
De ses grands infinis quelque chose nous reste.
Ami, c'est vrai pour toi, cœur droit, esprit puissant.
Que la nature dorme ou s'éveille, tu sens,
Voyant empreinte en elle une main créatrice,
Qu'elle est la prophétesse et la révélatrice.
Ici c'est la forêt, le ruisseau, c'est le vent,
Les esprits étant morts, qui sont l'être vivant.
Pour sentir Dieu plus grand que l'horizon sans bornes

Tu t'enfoncerais seul aux solitudes mornes.
L'homme comprend ici les prés fauchés en foin,
Dieu, non dans l'infini, mais dans un petit coin,
Et se ferait encor des idoles d'argile
Comme au temps où le Christ lui prêchait l'Evangile.
Dans cette nécropole une fois descendu
Vivant, avec les morts une fois confondu,
La pitié te prendrait près du sépulcre avare,
Mais tu ne pourrais pas en retirer Lazare :
Du sombre abîme aux cieux ton œil ferait un bond ;
Tout ce qu'à l'être grand peut dire l'être bon,
Consumé de ce mal dont meurt un cœur sensible,
Tu le dirais à Dieu d'un regard indicible.

Au village de D.... 1858.

LA BONNE SOEUR.

Mère, à présent, Dieu nous inonde
De ces biens enviés du monde ;
Laissez-moi parer les autels,
Y prier le ciel dans les larmes
Et ne plus manier ces armes
Si dangereuses aux mortels.

Je voudrais amasser dans l'ombre
D'autres biens que ces biens sans nombre
Auxquels nous ne prétendons pas,
Que nous laissons au monde avide,
Pour ne pas partir la main vide,
Quand viendra l'heure du trépas.

Ah ! quand le docteur au front chauve,
S'avance en tremblant vers l'alcôve,
Et craint de toucher aux ressorts
Du corps humain, chose fragile !

Que Dieu fit de si frêle argile
Qu'il casserait sous nos efforts;

Bien ignorante, quoique bonne,
Moi, j'osai, que Dieu me pardonne,
Prescrire, ordonner sans remords,
Mêler au hasard des substances,
Porter sans appel des sentences,
Faire des vivants ou des morts.

Ils ont beau dormir sous les pierres,
Orbites vides, sans paupières,
Leurs regards me font frissonner,
Et je me dis : c'étaient des hommes,
Maintenant ce sont des fantômes
Que chaque nuit doit ramener!

Téméraire par ignorance,
Je jouais avec la science
Comme avec la poudre un enfant;
L'explosion se fait, terrible,
Et j'entrevois un spectre horrible
A la lueur qu'elle répand.

Laissez-moi bercer dans leurs langes
Les enfants, leur parler des anges,
Parler aux filles du bon Dieu,
Oublier ma science amère;
Ou reprenez ce voile, mère,
Et me laissez quitter ce lieu.

J'ai dans les prés ma brebis blanche,
Sur le bord du ravin qui penche,
Ma chèvre aux bonds capricieux;
Là, je vivrai modeste et douce,
Et puis, de mon siége de mousse,
Je pourrai regarder les cieux.

1858.

FIN.

Meaux. — Imprimerie A. Carro.

SOUS PRESSE.

—

DU MÊME AUTEUR :

RIME ET RAISON.

Meaux. — Imprimerie A. Carro.

www.ingramcontent.com/pod-product-compliance
Ingram Content Group UK Ltd.
Pitfield, Milton Keynes, MK11 3LW, UK
UKHW021529260726
13993UKWH00004B/1889

9 782329 493152